Vanessa Maia Rangel
Romeu Carillo Junior

# Homeopatia, medicina do sujeito a partir do paradigma vitalista

**Vanessa Maia Rangel**
**Romeu Carillo Junior**

# Homeopatia, medicina do sujeito a partir do paradigma vitalista

## A elaboração sobre a força vital no modelo sistêmico de Romeu Carillo Junior

**Novas Edições Acadêmicas**

**Imprint**
Any brand names and product names mentioned in this book are subject to trademark, brand or patent protection and are trademarks or registered trademarks of their respective holders. The use of brand names, product names, common names, trade names, product descriptions etc. even without a particular marking in this work is in no way to be construed to mean that such names may be regarded as unrestricted in respect of trademark and brand protection legislation and could thus be used by anyone.

Cover image: www.ingimage.com

Publisher:
Novas Edições Acadêmicas
is a trademark of
International Book Market Service Ltd., member of OmniScriptum Publishing Group
17 Meldrum Street, Beau Bassin 71504, Mauritius
Printed at: see last page
ISBN: 978-620-0-80660-4

Copyright © Vanessa Maia Rangel, Romeu Carillo Junior
Copyright © 2020 International Book Market Service Ltd., member of OmniScriptum Publishing Group

VANESSA MAIA RANGEL

# A HOMEOPATIA, MEDICINA DO SUJEITO A PARTIR DO PARADIGMA VITALISTA: A ELABORAÇÃO SOBRE A FORÇA VITAL NO MODELO SISTÊMICO DE ROMEU CARILLO JUNIOR.

# SUMÁRIO

# RESUMO

O objeto deste trabalho é compreender o Estilo de Pensamento Homeopático a partir do Modelo Sistêmico do Professor Romeu Carillo Junior, que alicerça a Escola de Homeopatia da ABRAH. Para tanto, vamos percorrer a trajetória, onde a Homeopatia pode ser considerada uma Medicina Psicossomática ou uma Medicina do Sujeito, assim como uma Medicina das Doenças Crônicas na concepção Hahnemanniana de Doenças Crônicas. Este recorte pretende evidenciar que o Modelo Sistêmico de Carillo Junior, embora apresente inúmeros aspectos que o diferenciam do Modclo Clássico Hahnemaniano, não se trata de um modelo desvinculado deste último. Pelo contrário, trata-se de um modelo que tem a intenção de ser uma ampliação e um desenvolvimento a partir do Modelo Clássico, já que explica os elementos constituintes da Força Vital humana, da ação dos medicamentos homeopáticos no organismo, assim como proporciona uma nova maneira de entender a Matéria Médica Homeopática. Trata-se de um trabalho de cunho epistemológico, onde abraçaremos o Estilo de Pensamento e Paradigma Homeopáticos elaborado por Romeu Carillo Junior. Entendendo essas categorias, respectivamente, a partir das concepções de Ludwig Fleck (1986) e Thomas Kuhn (1991). Desta forma, este trabalho não é mais do que uma resenha do Modelo Sistêmico de Carillo Junior, porém com o recorte da análise epistemológica nos aspectos principais do modelo.

**Palavras-chave**: Homeopatia, Força Vital, Medicina do Sujeito, Medicina Psicossomática, Estilo de Pensamento, Paradigma.

# 1. INTRODUÇÃO

Este trabalho de conclusão do Curso de Especialização em Homeopatia da ABRAH vem a contemplar os meus estudos sobre as Racionalidades Médicas e a Medicina Integrativa. Desde que fui lotada, como professora, na disciplina de Saúde e Sociedade V, para o sétimo período de medicina da Faculdade de Medicina da Universidade Federal Fluminense, fui desafiada a aprender as Medicinas ditas "alternativas" à Medicina Alopática. Tive a sorte de encontrar nesta Universidade, a partir do seu corpo docente e de parceiros, grandes mestres que me incentivaram e me ensinaram a compreender e a praticar estas medicinas. Destaco a Medicina Tradicional Chinesa/Acupuntura e a Homeopatia, grandes áreas médicas de vital importância para a prática médica humanizada.

Meu interesse principal na elaboração deste trabalho foi compreender o Estilo de Pensamento Homeopático a partir do Modelo Sistêmico do Professor Romeu Carillo Junior, que alicerça a Escola de Homeopatia da ABRAH. Para tanto, vamos percorrer a trajetória, onde a Homeopatia pode ser considerada uma Medicina Psicossomática ou uma Medicina do Sujeito, assim como uma Medicina das Doenças Crônicas na concepção Hahnemanniana de Doenças Crônicas.

Este recorte tem como objeto evidenciar que o Modelo Sistêmico de Carillo Junior, embora apresente inúmeros aspectos que o diferenciam do Modelo Clássico Hahnemaniano, não se trata de um modelo desvinculado deste último. Pelo contrário, trata-se de um modelo que tem a intenção de ser uma ampliação e um desenvolvimento a partir do Modelo Clássico, já que explica os elementos constituintes da Força Vital humana, da ação dos medicamentos homeopáticos no organismo, assim como proporciona uma nova maneira de entender a Matéria Médica Homeopática.

Para este trabalho, por uma questão do recorte e do objetivo, não vamos nos deter diretamente nas questões relacionadas à Matéria Médica Homeopática.

Assim, trata-se de um trabalho de cunho epistemológico, onde abraçaremos o Estilo de Pensamento e Paradigma Homeopático elaborado por Romeu Carillo Junior. Entendendo essas categorias, respectivamente, a partir das concepções de Ludwig Fleck (1986) e Thomas Kuhn (1991). Desta forma, este trabalho não é mais do que uma resenha do Modelo Sistêmico de Carillo Junior, porém com o recorte da análise epistemológica nos aspectos principais do modelo.

Para que possamos entender o Modelo Sistêmico de Carillo Junior vamos localizar a Homeopatia e, consequentemente o modelo que queremos estudar, no campo da Medicina Psicossomática e Medicina do Sujeito. Isto pela consequência que a Homeopatia imprime na prática médica, no entanto que difere da Medicina Psicossomática e do Sujeito, já que se origina do entendimento do equilíbrio do processo saúde-doença a partir da Força Vital.

## 2. OBJETIVO GERAL

O objetivo deste trabalho de conclusão de curso é evidenciar que o Modelo Sistêmico de Carillo Junior, embora apresente inúmeros aspectos que o diferenciam do Modelo Clássico Hahnemaniano, não se trata de um modelo desvinculado deste último. Pelo contrário, trata-se de um modelo que tem a intenção de ser uma ampliação e um desenvolvimento a partir do Modelo Clássico, já que explica os elementos constituintes da Força Vital humana, da ação dos medicamentos homeopáticos no organismo, assim como proporciona uma nova maneira de entender a Matéria Médica Homeopática.

## 3. JUSTIFICATIVA

A escolha deste objeto de estudo se justifica pela necessidade de esclarecimento sobre o principal pilar do Pensamento Hahnemaniano – a Força Vital, como ela age e consequentemente como funcionam os medicamentos homeopáticos. O Modelo de Romeu Carillo Junior vem a contemplar estes questionamentos, elucidando, a partir dos seus oito elementos, a principal crítica do Estilo de Pensamento e Paradigma Homeopáticos.

# 4. METODOLOGIA

Este trabalho de conclusão de curso tem como metodologia a pesquisa bibliográfica referente às categorias que elucidam a Homeopatia como uma Medicina do Sujeito a partir de um Paradigma Vitalista, no Modelo Sistêmico de Romeu Carillo Junior.

Entendendo-se que a pesquisa bibliográfica deve se limitar ao tema escolhido, servindo como modo de aprofundamento do assunto. No caso deste trabalho de conclusão de curso, a escolha da metodologia de pesquisa bibliográfica ajuda a identificar respostas para perguntas anteriormente formuladas. Foram escolhidos artigos que abordam a Homeopatia a partir de referenciais das Ciências da Saúde e Saúde Coletiva.

Será feita a análise epistemológica, contemplando o objetivo do trabalho que é localizar o Modelo Sistêmico de Carillo Junior dentro do Paradigma da Homeopatia Clássica Hahnemaniana.

Segundo Minayo (1994); Lima e Mioto (2007), entende-se a pesquisa qualitativa como um processo no qual o pesquisador tem "uma atitude e uma prática teórica de constante busca que define um processo intrinsecamente inacabado e permanente", pois realiza uma atividade de aproximações sucessivas da realidade, sendo que esta apresenta "uma carga histórica" e reflete posições frente à realidade.

No caso deste estudo, a especificidade é intrínseca e extrinsecamente ideológica porque "veicula interesses e visões de mundo historicamente construídas e se submete e resiste aos limites dados pelos esquemas de dominação vigentes" (Minayo, 1994, p. 21).

## 5. A HOMEOPATIA.

A Homeopatia pode ser definida como o método terapêutico de semelhança sintomática. A Homeopatia, no campo médico, relaciona-se apenas com a terapêutica, isto é, com o tratamento da doença. Este tratamento da doença é limitado ao uso de preparados farmacológicos de acordo com um princípio bem definido: a Lei dos Semelhantes, onde, de um lado, um grupo de sintomas expressam a doença e de outro, temos um grupo de sintomas causados por uma droga no organismo sadio. Admitidos estes dois fenômenos, separados, mas semelhantes, observamos a correspondência homeopática. (Boericke, 1967).

Segundo Joly (2002), a Homeopatia é tida como uma Medicina Psicossomática. Esta definição sendo incompleta, pois a Homeopatia é ao mesmo tempo uma medicina e uma terapêutica psicossomática, já que vê o homem dentro de sua totalidade indissociável tanto física quanto psíquica.

Para Zulian (2007), o médico Samuel Hannemann, o criador da Homeopatia, inter-relacionou as ciências humanas ou humanidades com a medicina, incorporando aspectos antropológicos, filosóficos, sociológicos e psicológicos na compreensão do binômio saúde/doença, empregando conceitos do modelo médico vitalista, predominante em sua época. Esta concepção do processo saúde - doença pode ser exemplificada pelas palavras de Hahnemann no Organon:

"No estado de saúde do indivíduo reina, de modo absoluto, a força vital de tipo não-material que anima o corpo material (organismo), mantendo todas as suas partes em processo vital admiravelmente harmônico nas suas sensações e funções, de maneira que nosso espírito racional que nele habita, possa servir-se livremente desse instrumento vivo e sadio para um mais elevado objetivo de nossa existência". (*Organon da arte de curar*, §9)[4]

Zulian (2007) afirma não ter a intenção de especular sobre a natureza metafísica da Força Vital mas de entender o processo de adoecimento como um enfraquecimento dos mecanismos fisiológicos normais de adaptação e compensação, correlacionando este desequilíbrio orgânico às diversas manifestações sintomáticas do indivíduo (pensamentos, sentimentos, sensações, desejos e aversões, predisposições climáticas, aspectos do sono etc., além dos aspectos clínicos habituais), utilizando a "totalidade de sintomas" como referencial para diagnosticar *o padecimento da força vital* (predisposição individual, suscetibilidade mórbida ou desequilíbrio homeostático) e para prescrever, segundo o princípio da similitude, os medicamentos que despertavam um conjunto de sintomas semelhantes nos indivíduos sadios *(similia similibus curentur)*.

Já para Vithoukas (1985) apresentar corretamente a Homeopatia é recuar duzentos anos no tempo, para nos debruçar sobre o que, para nós, pode ser um fato notável de toda a história da medicina: a elaboração de um sistema médico a partir de uma concepção totalmente original, que consiste de curar as enfermidades pelo estímulo da Força Vital.

As três apresentações acima da Homeopatia mostram a sua amplitude no campo da medicina e na prática médica. Partiremos da mistura destas apresentações, ou seja, de entender a Homeopatia como um sistema médico que consiste em curar pela ação da Força Vital, que emprega formulações farmacológicas a partir da lei dos semelhantes, que tem como um dos objetivos tratar doenças e que se apresenta como uma prática médica centrada no sujeito, olhando para a sua integralidade.

Partiremos para o entendimento da Medicina Psicossomática para localizarmos a Homeopatia como uma Medicina do Sujeito.

# 6. A MEDICINA PSICOSSOMÁTICA.

Segundo Alves e Lima (2016), a medicina atual se nutre de plenos recursos tecnológicos, mas continua se defrontando com adoecimentos sem causas explícitas, o que Zorzanelli (2011) afirma ser um campo problemático, onde o médico se vê num impasse sem diagnóstico e o paciente sem um tratamento efetivo para o seu sofrimento. Este campo controvertido da medicina é composto, portanto, das doenças sem lesão e das doenças de causas pouco mensuráveis, quando os aspectos emocionais são considerados elementos de origem ou evolução, se denominou por autores como Cerchiari (2000); Turato (2008); Zorzanelli (2011) de psicossomático.

O termo "psicossomática" surgiu em 1818 com os estudos de Heinroth, mas foi apenas a partir da ligação estreita com os princípios da teoria psicanalítica no início do século XX, que o termo psicossomática é mais amplamente empregado (Cerchiari, 2000). A proximidade com a psicanálise, mesmo que Freud nunca tenha escrito sobre o tema, é creditada via o conceito de conversão por ele delineado, assim como à tentativa de superação do mesmo como modelo de compreensão para o sintoma somático (Turato, 2008).

Na década de 1930, os psicanalistas europeus que se mudaram para os Estados Unidos criaram o Instituto de Medicina Psicossomática de Chicago. Franz Alexander, representante desse instituto, lança em 1950 o livro Psychosomatic Medicine, em que expressa a concepção de que a doença psicossomática decorreria de conflitos internos que, se não plenamente elaborados, seriam expressos pela via corporal (Cerchiari, 2000; Turato, 2008).

Para Alexander, seria importante considerar o organismo como uma unidade, incluindo também a personalidade do doente. Desse modo, Alexander defendia a individualização da terapêutica desses pacientes segundo suas psicodinâmicas, criticando atitudes médicas que refutassem abordagens psicológicas por considerá-las estranhas à medicina e criticando igualmente tentativas organicistas de substituir conhecimentos psicodinâmicos por hipóteses de processos cerebrais e fisiológicos para a doença em questão.

Hans Selye, através do conceito de estresse tomado da física, caracteriza-o como desencadeado pela presença de elemento que, real ou imaginário, de forma aguda ou crônica, levaria o indivíduo a uma resposta inespecífica (Cerchiari, 2000; Volich, 2005). Essa abordagem psicofisiológica agrupa estudos sobre a ação orgânica de mecanismos neurofisiológicos, neuroendocrinológicos e imunológicos decorrentes de estados mentais.

A terceira e atual fase do campo psicossomático estaria sublinhada por uma multidisciplinaridade. Trata-se de uma postura que visa compreender aspectos sociais e integrar os estudos de profissionais de diversas áreas de saúde na compreensão desta conexão (Cerchiari, 2000; Mello Filho, 2002).

Os estudos realizados em todas as fases supracitadas podem ser igualmente compreendidos como fundamentados na noção ou de psicogênese ou de holismo, segundo Lipowski (1986). A vertente da psicogênese, condenada pelo autor por ser incompatível com a multicausalidade, é o pressuposto da terceira fase na concepção de Mello Filho. Este autor tem por pressuposto que fatores psicológicos causam doenças orgânicas, sendo, desse modo, uma concepção alinhada ao dualismo cartesiano, uma vez que focaliza predominantemente o corpo (De Marco, 2003; Hoyos et al., 2008). Sob essa vertente, a psicossomática, que, em sua origem, seria uma oposição ao dualismo, não cumpre esse objetivo. O paradigma cartesiano é considerado a principal influência a alicerçar toda a moderna medicina. A ideia seminal é a separação mente/corpo. O corpo, explicado como na mecânica, é comparado a uma máquina, enquanto a mente, separada, dá movimento a esse corpo, contudo, vista também de maneira mecânica.

Para a vertente holística tal cisão já não ocorreria, uma vez que esta almeja a unidade mente/corpo. Entretanto, a concepção holística, segundo De Marco (2003), opera muito mais na teoria do que na atuação prática em psicossomática. Para Zorzanelli (2011), para além das complexidades citadas nesse sintético histórico acerca do termo psicossomática, há ainda outras complicações. Esse termo foi retirado do Diagnostic and Statistical Manual of Mental Disorders – IV (DSM-IV) e da Classificação Internacional de Doenças – 10 (CID-10), uma vez que se entendia o adoecimento como processo global.

Assim, toda doença seria psicossomática, não se podendo reservar tal termo apenas para quando o elemento psicológico estivesse evidente. No modelo biomédico, a doença depende da descoberta de substratos anatômicos e fisiopatológicos cuja determinação é dada pelo médico e não pelo doente. A nova e sofisticada tecnologia contribui, igualmente, para a manutenção desse foco ao assumir um papel importante no diagnóstico, contudo desencadeia outra dificuldade: a relação pessoal entre médico e paciente acaba por perder sua importância.

O encontro do médico com o doente ocorre unicamente na medida em que este é portador de uma lesão inscrita no interior do seu corpo, identificada não a partir da sua percepção, mas em função de uma norma exterior a ele (Fernandes, 1993; Lima & Verdi 2015; Ugarte & Acioly, 2014).

A atuação médica sob essa perspectiva e o modelo biomédico têm sido alvos de críticas, cada vez mais constantes, que versam, sobremaneira, acerca da forma com que o paciente é tratado, chegando a ser visto como um objeto. O uso exagerado do tecnicismo e de um vocabulário pertencente somente aos médicos, o abuso da medicalização, a falta de organização com relação aos horários das consultas e as dificuldades relacionadas à comunicação são alguns exemplos de aspectos focados na reflexão sobre a prática médica (Caprara & Franco, 1999; Caprara & Rodrigues, 2004; Fernandes, 1993).

Desde a segunda metade do século XX, a conduta médica vem sendo repensada a partir de diferentes perspectivas, destacando-se, entre elas, as de Jaspers e Balint (Caprara & Franco, 1999) e Perestrello (1982) no Brasil. As propostas atêm-se, essencialmente, à revisão do olhar lançado para a pessoa que busca ajuda e, a partir desta, no repensar das possibilidades para seu cuidado. Trata-se de uma tentativa de humanização da medicina e, em particular, da relação existente entre médico e paciente, sensibilizando aquele para o sofrimento deste.

É também sob o termo psicossomática que o tema da relação médico-paciente tem sido estudado, como ressalta Mello Filho (2002), ao referir que, sob esse conceito, agrupam-se desde atividades de ensino e/ou práticas de saúde até os cuidados com as relações entre médico, pacientes e familiares – atividades, por vezes, também designadas como da área da psicologia médica, como para Aragaki e Spink (2009).

# 7. A HOMEOPATIA COMO UMA MEDICINA DO SUJEITO

A medicina antropológica é considerada a primeira prática que pretende unificar os saberes relativos à "mente" e ao "corpo" inserindo um discurso de cunho psicológico nas concepções da medicina. Formulada na Alemanha, nos anos vinte, utilizava o termo antropologia para designar que as dimensões humanas sobrepujavam às da natureza. Suas concepções conceituais originavam-se da filosofia Kantiana, a qual acreditava que as ciências humanas (do espírito) contrapunham-se ao mundo da natureza (Guedes, 2003).

Guedes (203) afirma que nos anos cinquenta, a prática médica, acompanhando uma tendência dos grandes centros europeus, uniu-se a outros discursos. A ciência do comportamento era aquela que incluía as dimensões psicológicas e sociológicas. Neste período, houve a legitimação desta proposta principalmente pela repercussão dos trabalhos realizados pelo médico húngaro Michael Balint (1988) na Inglaterra, sobretudo com o livro O *médico seu paciente e a doença*, onde introduz na medicina contribuições da teoria psicanalítica. No Brasil, este movimento difundiu-se pela proposta do médico e psicanalista Danilo Perestrello (1989) em *A medicina da pessoa.*

A abordagem de Perestrello pretendia modificar a relação médico-paciente dando-lhe uma conotação mais humanizada, assim como construir um modelo para a gênese da doença, na qual os fatores psíquicos passariam a ser considerados elementos fundamentais na formação das enfermidades somáticas.

 A Homeopatia é conhecida como uma medicina do sujeito (Araújo, 2008), pois este é o seu objeto de abordagem, a diagnose em Homeopatia se propõe a entender e interpretar o fenômeno do adoecimento dentro da realidade específica de cada paciente, não se restringindo apenas à caracterização do evento patológico. Para tanto, busca individualizar o sofrimento da pessoa, conhecendo sua maneira particular de vivenciar a experiência da doença.

A ênfase no sujeito adoecido amplia as possibilidades de compreensão do enfermo, inserindo-o em um contexto sociocultural que contempla aspectos de sua história de vida a ser recuperada no processo de entendimento da doença. Além disso, resgata manifestações de sua suscetibilidade e sensibilidade determinantes de uma forma particular de expressão dos sintomas.

A proposta terapêutica homeopática não se restringe, portanto, a afastar sintomas ou a eliminar queixas; busca compreender o enfermo dentro da especificidade do seu processo de adoecimento, o que inclui aspectos da relação do doente com sua doença e os sentidos que ele atribui a esta experiência. Isto permite entender o indivíduo adoecido no processo de resgate de sua singularidade e não reduzido a um conjunto de órgãos ou a uma patologia específica.

Compreender o paciente como sujeito adoecido implica, portanto, considerá-lo em todos os seus aspectos, não somente biológicos e psíquicos, mas também como porta-voz de um conjunto de representações sociais e culturais e agente de um processo de interação que pode aproximá-lo, inclusive, da ressignificação dos conceitos de saúde, cura e doença (Araújo, 2008).

A Homeopatia também pode ser entendida por ser uma Terapêutica da Informação sobre o sujeito. Esta, por sua vez, foi estabelecida a partir da Patogenesia, ou seja, do conjunto de sintomas que foram observados na experimentação de substâncias diluídas e dinamizadas no homem são. A Patogenesia, portanto, é uma "imagem" que aparece a partir do quebra-cabeça de sintomas do paciente, cujos elementos díspares e sem ligação aparente se articulam na escuta ativa do homeopata. (Joly, 2002). Esta valorização é a tradição da Medicina Homeopática, pois já é definida no parágrafo 153 do Organon de Hahnemann, que indica isolar os elementos (sintomas) mais chamativos, originais, inusitados e pessoais, para a escolha do medicamento homeopático para o paciente. (Organon).

Segundo Checchinato e Rosembaum (1999), as narrativas dos pacientes são fundamentais na abordagem da Medicina Homeopática; é justamente a palavra, o discurso do enfermo que lhe possibilita situar-se como sujeito no espaço de uma consulta médica e no processo de adoecimento. O objeto central da escuta homeopática é, portanto, a história do paciente, a sua biografia pessoal obtida através de suas narrativas.

Relaciona-se à compreensão de que toda enfermidade integra uma unidade de sentido que necessita ser situada no contexto individual e cultural do paciente para a sua adequada compreensão. O discurso da pessoa enferma representa fonte privilegiada de informações e de investigação, não somente no que se refere ao relato técnico de sintomas e queixas, mas, sobretudo, no que tange às manifestações de uma forma particular de lidar com o sofrimento relacionada a uma dinâmica própria no processo de adoecimento.

Ouvir o paciente, do ponto de vista da homeopatia, não é, por conseguinte, uma questão de maior ou menor paciência de um profissional "da espécie de um psicólogo", de disponibilidade para confidências, ou somente uma demonstração de "humanismo" ou de compaixão do médico. Trata-se de um traço próprio do exercício diagnóstico e terapêutico desta prática que operacionaliza um método ampliado de abordagem do processo de adoecimento.

Desta maneira, as características que dão especificidade ao medicamento homeopático situam-se no contexto de um atendimento que traz implícito um outro olhar sobre o processo saúde e doença, que pode contribuir para mudar a perspectiva de pacientes e de médicos no tratamento. Ou seja, a percepção de um "bom medicamento" situa-se no contexto da atenção do "bom doutor", no espaço onde existe o cuidado amplo, voltado para a pessoa e traduzido no ato de tocar, de olhar e de escutar (Araújo, 2008).

Segundo Teixeira (2007), na busca por uma terapêutica menos iatrogênica do que a medicina heróica de sua época (séculos XVIII-XIX), que se esforçava para expulsar a imaginária materia peccans por meio de sangrias, eméticos, laxantes, sudoríferos, diuréticos etc., espoliando o organismo das forças e dos humores vitais indispensáveis à manutenção da saúde, Samuel Hahnemann, fundador do modelo homeopático, aplica princípios éticos e humanísticos ("beneficência" e "não maleficência") ao elaborar uma prática médica que visa estimular as forças curativas do organismo sem os efeitos nefastos das altas doses dos medicamentos heróicos.

Inter-relacionando as ciências humanas ou humanidades com a medicina, Hahnemann incorporou aspectos antropológicos, filosóficos, sociológicos e psicológicos na compreensão do binômio saúde/doença, empregando conceitos do modelo médico vitalista, predominante em sua época.

Ao detalhar a abordagem semiológica homeopática ( Organon , §83-104), Hahnemann inicia as instruções para a realização deste "exame individualizador de um caso de doença" , enfatizando a importância de saber ouvir todas as queixas do paciente, observando e anotando atentamente tudo o que esteja fora do comum, a fim de que o conjunto de particularidades possa ser apreendido e utilizado na escolha do medicamento específico: "O doente se queixa do desenvolvimento de seus males; as pessoas que o rodeiam relatam suas queixas, seu comportamento e o que perceberam nele; o médico vê, ouve e observa com os demais sentidos o que há nele de alterado ou fora do comum.

Escreve exatamente tudo o que o paciente e seus amigos lhe disseram, com as mesmas expressões por eles utilizadas. Se possível, permanece em silêncio deixando-os falar sem interrompê-los, a menos que se desviem para outros assuntos (pois cada interrupção perturba o encadeamento do pensamento do narrador, posteriormente não lhe ocorrendo de novo tudo exatamente como ele pretendia dizer a princípio). [...]". (Organon, §84)

Desta forma, o médico homeopata que se propõe seguir a técnica semiológica correta, a fim de diminuir as possíveis falhas na escolha do tratamento apropriado, deve esforçar-se a conhecer as suscetibilidades mórbidas individuais, realizando uma anamnese detalhada e humanizada, interessando-se genuinamente por todas as nuances do paciente (mesmo aquelas não relacionadas diretamente à "enfermidade" ou ao "órgão doente", como "sua história de vida, sua personalidade, seus interesses").

Observa-se que, esta valorização da Homeopatia como uma Medicina do Sujeito pode ser explicada pelo argumento de Corrêa et al (1997). No seu artigo: Similia Similibus Curentur: notação histórica da medicina homeopática, os autores concluem, a partir de uma abordagem histórica de criação e do desenvolvimento da Homeopatia, que, no início, a homeopatia consistia em uma técnica terapêutica revolucionária que utilizava um método inovador para determinar a atuação de um medicamento — este era testado no próprio organismo humano. Seguiu-se a difusão dos conhecimentos homeopáticos por boa parte do mundo. Entretanto, após a morte de Hahnemann, foi mantida a mesma linguagem usada em sua época, não podendo a homeopatia ser considerada sob o enfoque das novas perspectivas científicas emergentes — não havia como se comprovar os fundamentos deste ramo da medicina.

Essa mentalidade, inicialmente inovadora, tornou-se ultrapassada, persistindo os mesmos princípios até a atualidade. Apesar dos relatos de que os medicamentos homeopáticos apresentavam efeitos significativos, a homeopatia começou a ser questionada por não existir um mecanismo plausível, ocorrendo seu progressivo isolamento, que acentuou o preconceito. Provavelmente, este foi o fator que mais contribuiu para o declínio da homeopatia em relação à alopatia.

Atualmente, a despeito de todos os preconceitos, a homeopatia vem evoluindo substancialmente, em curto período de tempo. Apesar de nem todos homeopatas compartilharem da modernização, esta é irreversível. Além disso, o cunho científico que vem sendo adquirido é inegável, de modo que, para o próximo século, podemos esperar pela definitiva compreensão dos mecanismos terapêuticos da homeopatia.

A dificuldade do entendimento da linguagem original da Homeopatia, assim como a incorporação de teorias psicanalíticas do momento histórico, provavelmente fez com que os seguidores de Hahnemann se aproximassem da linguagem da Medicina Psicossomática. De fato, os medicamentos homeopáticos constituem, como na interpretação de July (2002) uma "imagem" do sujeito, que aparece a partir do quebra-cabeça de sintomas do paciente.

Esta "imagem" é encontrada de duas maneiras. A primeira, na experimentação de substâncias dinamizadas em indivíduos sadios-patogenesia - a descoberta dos medicamentos homeopáticos. E a segunda, na síntese dos sinais e sintomas do paciente enfermo, a partir de uma boa escuta ativa na consulta médica. O encaixe destas duas imagens é realizado pelo médico assistente a partir da teoria dos semelhantes, onde a imagem patogenética equivale à imagem da fala do paciente. Assim sendo, a valorização do medicamento único e o foco nos sintomas mentais é consistente com esta maneira de pensar a Homeopatia.

## 8. A HOMEOPATIA COMO UMA MEDICINA DAS DOENÇAS CRÔNICAS.

Segundo Teixeira, no seu artigo: Homeopatia, desinformação e preconceito (2007), as principais indicações de encaminhamento de pacientes para tratamento homeopático por colegas de outras especialidades se restringem a "doenças crônicas" que não responderam aos tratamentos convencionais. Mesmo assim, estes casos de extrema cronicidade, desvitalizados por inúmeras agressões medicamentosas sofridas ao longo de anos, encontram melhora efetiva com o tratamento homeopático prolongado, aspecto qualitativo pouco valorizado quando se questiona a eficácia do modelo homeopático (Jonas et al, 2003).

A melhoria do quadro de doença crônica dos pacientes a partir do uso dos medicamentos homeopáticos suscita o questionamento de como estes medicamentos agem no organismo, já que, se observa empiricamente, na consulta clínica, que os pacientes informam uma melhoria dos sintomas e sinais da doença crônica que foi tratada.

Para entendermos este questionamento, vamos abordar o conceito de doença no seu sentido hegemônico e a Doença Crônica descrito por Hahnemann e Carillo Junior, a partir da epistemologia. Esta elaboração tem a intenção de entendermos o Modelo Sistêmico de Carillo Junior como pertencente ao Estilo de Pensamento (Fleck, 1986) e Paradigma (Kuhn, 1991) Homeopáticos, porém com um importante desenvolvimento, proporcionado pela sistematização do funcionamento e da eficácia dos medicamentos homeopáticos a partir do entendimento dos oito elementos da Força Vital.

## 9. EPISTEMOLOGIA: Estilo de Pensamento e Paradigma

Discutir o que venha a ser ou se tornar epistemologia está longe de qualquer facilidade aparente. Sua etimologia remonta aos gregos e suas ramificações e conceitos parecem imprimir um alto grau de dificuldade no trato com o tema (Francelin, 2008).

Para Bunge (1980) a epistemologia ou filosofia da ciência é o ramo da Filosofia que estuda a investigação científica e seu produto, o conhecimento científico. Para este autor a epistemologia começa a se destacar da própria filosofia nas primeiras décadas do século XX, por isso talvez seja tão difícil conceituá-la, pois passa a ser uma nova e emergente disciplina.

Santos (2000, 2009) aborda a epistemologia como uma disciplina ou tema ou perspectiva de reflexão, cujo estatuto é duvidoso, seja por seu objeto, seja pelo lugar que ocupa nos saberes.

Numa outra tentativa de definição, Japiassu (2009) indica que a epistemologia se preocupa com a história das ciências e da "inteligência" ou uma arqueologia das relações da ciência com a sociedade que a produziu, interferindo tanto em sua organização interna quanto em suas aplicações.

Assim, podemos entender que epistemologia é toda a noção ou ideia, refletida ou não, sobre as condições do que conta como conhecimento válido. É por via do conhecimento válido que uma dada experiência social se torna intencional e inteligível. Não há, pois, conhecimento sem práticas e atores sociais. E como umas e outros não existem senão no interior de relações sociais, diferentes tipos de relações sociais podem dar origem a diferentes epistemologias. (Santos & Menezes, 2009).

Lopes (2013) considera que o paradigma que ganha cada vez mais força nos dias atuais, no entanto, irá justamente acenar para a diversidade epistemológica de nossas sociedades, a qual, longe de ser negativa, representa uma grande riqueza e um grande desafio para a capacidade dos sujeitos de conferir sentido à sua experiência.

Assim como nos dizeres de Santos e Meneses (2009, p. 12), "[a] pluralidade epistemológica do mundo e, com ela, o reconhecimento de conhecimentos rivais dotados de critérios diferentes de validade tornam visíveis e credíveis espectros muito mais amplos de ações e de agentes sociais". Tal pluralidade, antes de sugerir um suposto relativismo epistemológico ou cultural, clama por análises mais complexas dos diferentes tipos de interpretação e intervenção que as várias formas de conhecimento podem engendrar.

O reconhecimento dessa pluralidade, aliás, poderá ser percebido no próprio interior da ciência - pensemos aqui, particularmente, na forma como a ciência lida com teorias conflitantes sobre um "mesmo objeto" - bem como na relação entre a ciência e outros conhecimentos - o que se verifica, por exemplo, nos esforços empreendidos em tornar a ciência acessível a comunidades de não especialistas, traduzindo-a sob a forma de "conhecimento do senso comum".

Relacionando epistemologia, seus paradigmas e a medicina, Camargo Jr. (1992) em seu texto, *Paradigmas, ciência e saber médico*, avalia a possibilidade de aplicação do modelo epistemológico descrito por Thomas Khun ao estudo do saber médico ocidental contemporâneo e propõe a hipótese da existência de um paradigma clínico-epidemiológico que condiciona a percepção do médico ao modelo da teoria das doenças.

Para Camargo Jr. (1993), essa teoria das doenças passa a ser a espinha dorsal da ciência médica, podendo ser resumida em alguns pressupostos: as doenças são coisas de existência concreta, fixa e imutável de lugar para lugar e de pessoa para pessoa; as doenças se expressam por um conjunto de sinais e sintomas, que são manifestações de lesões, que devem ser buscadas, por sua vez, no âmago de organismo e corrigidas por um tipo de intervenção concreta.

Podemos entender esta perspectiva como a visão hegemômica ou biomédica da doença. Embora esta teoria das doenças não se encontre em lugar nenhum, dificilmente soaria estranho a qualquer médico. Não sendo explicitada, ela não pode ser confrontada. (Camargo Jr., 1993).

Ainda na visão hegemônica da doença, Good (1994) afirma que a medicina construiu a pessoa adequada para o olhar médico com o auxílio da anatomia, da escrita e dos relatos dos casos médicos. A anatomia ofereceu contribuições significativas para identificar um corpo, um caso, um paciente, um cadáver. "Aprender o que é importante" (GOOD, 1994, p. 79) é central para se tornar um médico, sendo as histórias ou relatos dos casos, um modo de organizar e interpretar a experiência. Uma forma de dimensionar a realidade e uma maneira idealizada de intteragir com ela.

Assim, o paciente é construído como um projeto médico onde são excluídas todas as informações que não são de ajuda para o diagnóstico ou decisões terapêuticas. Good aponta que esta é "a versão editada" (GOOD, 1994, p. 78) da experiência na qual o médico tem interesse.

A relação do médico com a doença poderia, então, ser interpretada com o que Ludwig Fleck (1986) e Thomas Kuhn (1991) denominaram, respectivamente, de estilo de pensamento e paradigma. Para Fleck (1986), o conceito de estilo de pensamento tenta abranger tanto os pressupostos a partir dos quais um grupo constrói seu estoque de conhecimento específico, quanto a sua unidade comceitual e prática. O estilo de pensamento de uma dada comunidade científica molda, portanto, os conceitos, métodos e objetivos produzidos por esta comunidade.

"É uma constrição definida do pensamento, e até mais; (...) a totalidade da preparação ou da disponbilidade intelectual para uma forma particular de ver e agir ao invés de qualquer outra". "É a prontidão para a percepção direcionada, a assimilação apropriada do que foi percebido. Esta prontidão sendo guiada pela reverência pelo ideal da verdade objetiva, clareza e precisão" (FLECK, 1994, p. 64 e 142).

Camargo Jr (2003) afirma que o estilo de pensamento não é uma característica opcional que poder ser voluntariamente adotada, mas uma imposição feita através de um processo de socialização dentro de uma comunidade de pares.

Fleck (1986) relaciona o seu conceito de estilo de pensamento ao que chamou de coletivo de pensamento. Para o autor, todo investimento de legitimar uma abordagem particular como correta é ligado a um coletivo de pensamento. Nem as opiniões, nem a habilidade técnica necessária para a investigação científica, podem ser formuladas em termos de lógica. Essa legitimação é apenas possível onde ela não é mais demandada, ou seja, entre pessoas que compartilham um estilo de pensamento.

Para Fleck (1986), o coletivo de pensamento seria uma bagagem de conhecimento que impele o indivíduo com o estilo de pensamento a pensar e agir de uma determinada maneira, influenciada pelo ambiente que compartilha. O coletivo de pensamento distingue dois aspectos complementares: um aspecto pertencente aos experts ou círculo esotérico e outro que compreende os leigos ou círculo exotérico. No primeiro círculo estão as comunicações feitas por periódicos técnico-científicos e livros de referência, garantindo um diálogo intenso, fragmentado, pessoal e crítico dentro de um campo do conhecimento. O segundo aspecto abrange a informação de manuais de divulgação de ciência popular. A interlocação entre essas duas esferas permitte a construção do campo intelectual, inserindo atores em determinados lugares e as trocas que possam ocorrer entre eles.

Em abordagem semelhante ao conceito de estilo e coletivo de pensamento, Kuhn (1991) investe na concepção de paradigma. Para ele, seria uma forma de trabalho completado e aceito como padrão por uma comunidade de cientistas. Ele afirma que um paradigma adquire o seu status porque são aceitos como mais bem-sucedidos que os seus competidores na resolução dos problemas que o grupo de cientistas reconhece como relevantes.

Assim, o paradigma poderia ser entendido como um filtro que propicia a "escolha" daquilo que pode ser observado e percebido, as práticas coerentes com essas observações/percepções. Esse filtro, portanto, norteia e configura a experiência do profissional e interfere nas suas práticas.

Camargo Jr (1992) analisando a teoria kuhniana, refere-se ao conceito de paradigma como "um conjunto de exmplos compartilhados" que guiam, sem serem questionados, a atividade do cientista em seu trabalho regular" (CAMARGO JR, 1992, p. 3). Isso porque o paradigma governa, em primeiro lugar, não o objeto de estudo, mas um grupo de praticantes de tal ciência (KUHN, 1991, p. 226).

Um paradigma, resumidamente, seria constituído pelo conjunto de exemplos compartilhados por uma comunidade científica, que guiam, sem serem questionados, a atividade do cientista em seu trabalho regular. Sendo um paradigma, não é completamente enunciável em termos objetiváveis, e seu aprendizado tampouco se faz por meio de proposições lógicas, mas mediante exemplos (Nogueira, 2009).

No que importa para este trabalho, levando em consideração os conceitos de Estilo de Pensamento e Paradigma acima citados, é a problemática do conceito de Doença Crônica Hahnemaniana e da Força Vital.

Assim como afirma Camargo Jr. (1993) sobre a relação entre o conceito de doença e a biomedicina, a teoria das Doenças Crônicas serve como guia da ciência homeopática e consequentemente da sua prática e da prescrição homeopática.

A Força Vital, por outro lado, parece ter sido posta de lado, como analisa Kuhn (1991), quando fala de anomalia paradigmática. A anomalia seria o problema que não se deseja abordar ou que não se consegue vislumbrar, pois está fora do discurso de inteligibilidade do paradigma hegemônico em questão.

## 10.   O MODELO DE ROMEU CARILLO JUNIOR - COMPREENSÃO E ABORDAGEM DA DOENÇA CRÔNICA; O ORGANON SISTEMATIZADO E COMENTADO.

Segundo Carillo Junior e Pustiglione em Organon: a arte de curar de Samuel Hahnemann, o Organon consiste no repositório de conhecimento acumulado de Samuel Hahnemann centrado no paradigma homeopático. Ele contém o sistema doutrinário, ou seja, sistema científico denominado Homeopatia, além de ser um instrumento formador, para o estudante, dos domínios necessários e suficientes para a prática da terapêutica pelo semelhante.

Escolhemos, assim os principais parágrafos do Organon comentado por Carillo Junior e Pustiglione, que, ao nosso olhar, garantem embasamento ao Modelo das Doenças Crônica de Carillo Junior.

No Parágrafo 9: Hahnemann discorre sobre o princípio vitalista homeopático. A Força Vital (imaterial e autocrática) anima dinamicamente o corpo material (organismo e material), governa com poder ilimitado e conserva todas as partes do organismo em admirável e harmoniosa operação vital, tanto com respeito às sensações como às funções (equilíbrio e homeostasia), de modo que, o espírito (alma, razão, componente espiritual pensante) dotado de razão que reside em nós, pode empregar livremente este instrumento vivo e sadio para os mais altos fins da existência. O conteúdo dos parênteses está em Organon comentado, p. 28.

No parágrafo 72: Contágio Micro Orgânico das Doenças, Hahnemann ainda discorre sobre o núcleo duro do paradigma homeopático. A Força Vital cuja função é preservar a saúde. Ela pode se mostrar temporáriamente vulnerável pelo que se chama de Doenças Agudas ou pode ser insidiosamente inadequada e incapaz de manter o equilíbrio do organismo em doenças que Hahnemann chama de Doenças Crônicas. Estas provêm de um contágio dinâmico por um processo infeccioso ou miasma crônico.

No Parágrafo 108: Explicando a Metodologia Experimental, Hahnemann afirma que não existe outra maneira possível de averiguar os efeitos peculiares dos medicamentos a não ser com a administração de doses moderadas a pessoas sadias a fim de descobrir que mudanças, sintomas e sinais produzem, individualmente por sua influência na saúde física e mental.

No Parágrafo 120: Explicando a Metodologia Experimental, Hahnemann descreve que os medicamentos devem ser cuidadosamente experimentados puros, em indivíduos sãos e com a finalidade de averiguar seu poder e efeitos positivos. Tem-se assim, um conhecimento exato de sua ação, estando-se em condições de evitar qualquer erro no seu emprego terapêutico. Somente com sua eleição correta, o maior benefício da terra, a saúde do corpo e da alma, pode ser restabelecida rápida e permanentemente.

Observa-se nestes dois parágrafos alguns aspectos importantes da Pensamento Homeopático Hahnemaniano. Primeiro, o caráter vitalista do Pensamento baseado na Força Vital, um princípio imaterial e ordenador da saúde. Segundo o caráter experimental e empírico desta Medicina, onde Hahnemann deposita a certeza do conhecimento sobre o medicamento homeopático quando da experimentação no indivíduo são produz a síndrome que vai ser curada no indivíduo enfermo.

Os autores comentadores (p. 34) afirmam que, pela consistência interna do Pensamento Hahnemaniano, a concepção dinâmica do processo saúde-doença impõe modelo igualmente dinâmico no processo de cura. O medicamento jamais poderia curar se não tivesse o poder dinâmico de alterar o estado de saúde do homem.

Este poder dinâmico que jaz latente na natureza íntima dos medicamentos somente pode ser revelado pelos sintomas observados através da experimentação em indivíduos sadios. Assim, o poder produtor de moléstias de uma substância demonstra o seu poder de curar, permitindo o cumprimento da Lei da Semelhança, que é a arte homeopática de curar.

Nos Parágrafos 121 e 132, Hahnemann valoriza a experimentação dos medicamentos homeopáticos no homem sensível. Segundo os autores comentadores do Organon, o experimentador ideal deve ser são e sensível, sendo devidamente valorizados os fenômenos de suscetibilidade individuo, sensibilização e idiossincrasia.

No Parágrafo 31, sobre a Patogênese das Doenças, os autores comentadores enfatizam o pioneirismo de Hahnemann, quando concebe atenção à multicausalidade das doenças, sendo o psiquismo um dos agentes "nóxios" capaz de "tocar" a Força Vital, desequilibrando-a. Mais adiante no tempo, 150 anos depois, a Medicina Psicossomática vai elaborar a importância dos aspectos emocionais na gênese e desenvolvimento das doenças.

No entanto, quando retornamos ao Parágrafo 12, Hahnemann enfatiza que, a única causa de doenças é a Força Vital afetada. Desta forma, os fenômenos mórbidos acessíveis aos nossos sentidos expressam ao mesmo tempo toda a mudança interior, todo o transtorno mórbido do dinamismo interno, ou seja, toda a doença. O Tratamento das alterações mórbidas distintas das funções vitais, necessariamente, implica no restabelecimento integral da Força Vital e do estado de saúde de todo o organismo.

Assim, em poucas palavras, a totalidade dos sintomas, o quadro da essência interna da doença refletida para fora: reflexo da afecção da Força Vital, deve ser a principal e verdadeiramente a única coisa da qual o médico deve ocupar-se em cada caso de doença e deverá removê-la por meio de sua arte, de modo a transformar a doença em saúde. (Organon comentado, p. 26 e 27).

A Força Vital imaterial, dinâmica, afetada dinamicamente por agentes nóxios que a desequilibram só pode se recuperar pela atuação de agente medicamentoso igualmente imaterial, dinâmico. Desta forma, remove-se a totalidade sintomática (orgânica) através do equilíbrio da força vital, ou seja, atuando sobre a totalidade da doença, a doença em si, respeitando-se a unidade do indivíduo.

No Parágrafo 78: Doença Crônica como obstáculo à cura, Hahnemann estabelece que, as verdadeiras Doenças Crônicas naturais são aquelas oriundas de um miasma crônico. Para Hahnemann, quando estas doenças são deixadas à própria sorte e não combatidas pelo emprego de remédios específicos, elas aumentam e pioram, atormentando o paciente até o final da vida, com sofrimentos crescentes. As Doenças Crônicas são os maiores flagelos da raça humana. Assim sendo, mesmo a constituição física mais robusta, o modo de vida mais normal e a Força Vital mais enérgica são insuficientes para a sua erradicação.

Neste parágrafo acima, Hahnemann parece apontar para a característica permanente da Doença Crônica do ser humano e, consequentemente, da necessidade de se utilizar os medicamentos homeopáticos para a sua cura, ou seja, para a reordenação da vulnerabilidade da Força Vital Humana.

Assim, o medicamento homeopático não apenas atua na Força Vital do ser humano, como atua na sua vulnerabilidade, ou seja, na Doença Crônica, a partir de produzir uma doença artificial semelhante e mais forte. A importância do caráter da semelhança (Lei dos Semelhantes – Parágrafos

22 ao 27) é que a vulnerabilidade da Força Vital de um indivíduo, ou Doença Crônica, deve ser contemplada pelo medicamento homeopático capaz de produzir uma vulnerabilidade da Força Vital, Doença Crônica artificial e mais forte, quando experimentado em homem sadio.

Hahnemann, no Parágrafo 36, não apenas enfatiza a cura pelos semelhantes, assim como afirma que, Doenças Crônicas dessemelhantes podem coexistir no ser humano. Ou seja, a Força Vital individual pode apresentar mais de uma vulnerabilidade. A Doença Crônica manifesta mais recente sendo considerada a mais forte, deve ser aquela escolhida para ser tratada.

Se a Doença Crônica nova é mais forte, a Doença Crônica sob a qual o paciente vivia primitivamente, sendo mais fraca, será detida ou suspensa pelo aparecimento da mais forte, até que esta termine seu curso, seja curada, quando então a primeira reaparece "incurada". (Parágrafo 38).

No parágrafo acima, no termo "incurada" Hahnemann aponta para a característica de permanência da Doença Crônica do ser humano, como já considerado acima e, a partir da nossa interpretação, da permanência da vulnerabilidade da Força Vital do ser humano.

Esta Vulnerabilidade Permanente da Força Vital do ser humano foi denominada por Carillo Junior: O Milagre da Imperfeição.

Mas antes de finalmente entramos no mérito dos elementos interrelacionados da Força Vital, vamos abordar mais um pouco do paradigma homeopático segundo o Modelo Sistêmico de Carillo Júnior – a partir da Doença Crônica Hahnemaniana.

# 11.  A DOENÇA CRÔNICA HAHNEMANIANA

No seu livro: Homeopatia, Medicina Interna e Terapêutica, Carillo Junior revive o pensamento hipocrático no que tange a concepção de saúde e doença. A saúde estaria representada pelo equilíbrio do organismo, enquanto a doença nada mais seria que um movimento no sentido de referido equilíbrio. A tendência natural à cura seria presidida por uma força onipresente conhecida como força curativa da natureza.

Vinte e quatro séculos depois de Hipócrates, e com o acréscimo de conhecimentos históricos desde então, Hahnemann, pela experimentação de substâncias em indivíduos aparentemente sadios, observa que estas têm a capacidade de alterar a saúde destes indivíduos de forma particular, a partir do entendimento da existência de uma força desconhecida. Desta maneira, Hahnemann cria o Primeiro Tratado de Fisiopatologia Experimental Humana, conhecido como Matéria Médica Homeopática.

Para embasar filosoficamente a sua teoria, Hahnemann elabora os aspectos da Escola Ternária de Barthez (corpo, força vital e espírito), transformando -a em teoria binária, onde a Força Vital e o corpo humano não poderiam existir um sem o outro, assim como seria explicado o processo saúde-doença.

Neste assunto, Hahnemann, mesmo sem os conhecimentos de fisiologia experimental de Claude Bernard, que sommente surgiriam cinquenta anos mais tarde, vislumbrou, a partir dos mesmos experimentos das substâncias em homens sadios, alterações sindrômicas do funcionamento orgânico, atribuindo-as a um dinamismo comprometido, imaterial, semelhante ao que entendemos hoje, por exemplo, como o Sistema Nervoso Autonômico, uma realidade sistêmica, diferente dos conhecimentos fragmentados de fisiologia e fisiopatologia que ainda estudamos nas escolas médicas da atualidade.

Carillo Junior enfatiza que as Doenças Crônicas são as diáteses hahnemanianas, mas, diferente da teoria dos miasmas referida por muitos autores homeopatas, como é o caso de Ana Kossak, em Homeopatia em Mil Conceitos, a Doença Crônica é a imagem fisiológica/ fisiopatológica de um sujeito, em determinada fase da vida (temperamento homeopático) a partir de um determinado biótipo.

Levando-se em consideração a etmologia, Carillo Junior afirma que a diátese seria a disposição do indivíduo ou a predisposição de contrair uma série de condições clínicas diferentes da mesma natureza. Diáteses seriam, portanto, tipos de predisposições ou vulnerabilidades gerais do organismo para adquirir determinado grupo de moléstias. Este estado possui caráter hereditário e pertence á constituição do indivíduo.

No exemplo da diátese Tuberculínica, Carillo Junior informa que, na teoria clássica hahnemaniana, existiria uma "toxina tuberculínica" alojada nas células do Sistema Retículo Endotelial Hepático, em equilíbrio no organismo. A passagem gradativa e em pequenas quantidades dessa "toxina", para a corrente sanguínea, levaria a uma síndrome de adptação característica de indivíduos ditos tuberculínicos. A permanência dessa "toxina" no SER hepático, paulatinamente comprometeria os hepatócitos, acarretando uma insuficiência mais ou menos acentuada do órgão, na dependência da sua capacidade de auto-regulação e adaptação. Estes dois conceitos anteriores serão abordados mais tarde, nos elementos do Sistema Complexo de Carillo Junior.

Essa deficiência hepática, acompanhada de sobrecargas "toxínicas" por causas extrínsecas dietéticas, por exemplo, ou por debilidade orgânica, devido a uma doença infecciosa seria capaz de gerar um estado tal de desequilíbrio do organismo, disseminando essas "toxinas" para o restante do organismo, pela corrente sanguínea e evidenciando a primeira fase, ou fase hepato-humoral do tuberculinismo, caracterizada por aumento da temperatura, aumento da frequência cardíaca e respiratória. Esta fisiopatologia do tuberculinismo é evidenciada na experimentação do medicamento homeopático TK (Tuberculina de Kock) dinamizada. Quando administrada a pacientes apresentando quadro febril inespecífico acompanhada de adenopatia, resultou em remissão completa dos sintomas durante algumas horas em poucos dias.

Segundo Carillo Junior, uma das explicações prováveis para este fenômeno de melhoria sintomática com a administração do TK seria a sua capacidade de estimular, por algum tempo, a transformação das células endoteliais primitivas em células fagocitárias. Essa estimulação temporária da transformação de células endoteliais primitivas em fagócitos realizada pelo TK também poderia explicar o fraco impacto da vacina BCG na redução do risco de infecção da tuberculose em uma população, avaliado em torno de 1%, uma vez que este deve apresentar o mesmo comportamento quanto à imunidade celular hepática. Na mesma linha de raciocínio, explicaria a questão do "portador são", no qual a presença do bacilo se encontraria controlada pelo aumento das células fagocitárias estimuladas pelo próprio bacilo.

Para Carillo Junior, esta apresentação fisiopatológica da diátese tuberculínica se relaciona com o conceito de miasma hahnemaniano, no sentido de que o miasma, além de promover distúrbios sindrômicos que o caracterizam, pode se configurar na imagem de uma doença, como no caso da tuberculose, sendo esta doença, portanto, apenas a representanção do desequlíbrio interno do organismo.

Carillo Junior afirma que, esta fisiopatologia característica da diátese tuberculínica, por exemplo, é estimulada de maneira importante por fatores sociais como a pobreza, desigualdade, demografia, fatores tais, que atuariam de maneira indireta, desencadeante, favorecendo o aparecimento da tuberculose nos grupos predispostos.

Essa predisposição também pode ser compreendida pelo conceito hahnemaniano e ainda mais antigo, hipocrático, de habitus ptisicus, indivíduos magros, altos, longelíneos, de musculatura delgada. Mais tarde na história do conhecimento médico, Henri Bernard propôs uma classificação bastante complexa que leva em conta a relação da predominância de órgãos derivados de certos folhetos embrionários, com o funcionamento glandular, a imunidade e o psiquismo. Carillo Junior confere que, nesta classificação, os biotipos fosfóricos são os mais predispostos à tuberculose, enquanto os sujeitos de biótipo carbônico são os mais resistentes.

Na relação do biótipo com o funcionamento glandular, a tiróide dos fosfóricos é hiperfuncionante enquanto é hipofuncionante nos carbônicos. Assim como o oposto acontece com a glândula adrenal, que é hipofuncionante nos fosfóricos e hiperfuncionante noa carbônicos. Se partirmos do pressuposto que o funcionamento aumentado da glândula adrenal é capaz de estimular a transformação das células primitivas do sistema reticulo endotelial hepático em células fagocitárias, tem se a explicação para a menor vulnerabilidade dos carbônicos para o desenvolvimento do tuberculinismo e consequentemente da tuberculose.

Mais frequente que o desenvolvimento da tuberculose é a observação das infecções das vias aéreas superiores pelas crianças do temperamento linfático, cerca de até oito anos de idade. Elas apresentam processos febris inespecíficos, adenopatias, hipertrofias galndulares e certos tipos de alergias. Para Carillo Junior, é bem provável que essas alergias estejam ligadas a interação de alergenos com linfócitos sensibilizados, o exemplo da retirada do leite materno e a passagem para ao leite de vaca pode representar esta condição. Trata-se da hipersensibilidade do Tipo Gell e Coombs tipo IV, que se manifesta nas condições clínicas bem conhecidas como dermatites de contato e a reação do PPD. Para Carillo Junior, este tuberculinismo infantil poderia ser explicado por uma imaturidade das células fagocitárias hepáticas, transitória e portanto, desta maneira, poderia estar associada a diferentes biotipos na infância.

A explanação acima sobre as Doenças Crônicas no Modelo Sistêmico de Carillo Junior, a partir do exemplo da diátese tuberculínica, informa a diferença entre o conceito de doença na biomedicina (Camargo Jr., 1993) e a doença na concepção homeopática. Além disso, o desenvolvimento do Estilo de Pensamento e Paradigmas Homeopáticos construído por Carillo Junior torna possível o diálogo entre estes conceitos de doença, assim como informa a relevância da diversidade epistemológica que configura o modelo, já que mantém a relevância da Força Vital no corpo humano.

Este argumento parece ser o núcleo duro do Modelo Sistêmico de Carillo Junior, pois apesar de contemplar a entrada da fisiologia/fisiopatologia, ou seja, dos conhecimentos que auxiliam médicos a entender e tratar os seus pacientes, não desvincula a origem deste saber da Força Vital qua anima o corpo.

## 12.    O MILAGRE DA IMPERFEIÇÃO.

A partir dos estudos aprofundados sobre o Organon: da Arte de Curar de Samuel Hahnemann, Carillo Junior cria um modelo imaterial e dinâmico que pretende ser semelhante à Força Vital Humana, ou seja, imaterial, dinâmica e imperfeita, como as Doenças Crônicas da concepção Hahnemaniana.

A proposta de Carillo Junior. é de apresentar uma nova maneira de compreender o processo saúde-doença. Diferente da medicina ocidental hegemônica que entende a doença como uma entidade já existente na natureza. Carillo Junior afirma essa medicina como fenomenológica, pois se limita a desvendar as etapas que favorecem o aparecimento da doença, numa relação de causa e efeito.

Dentro dessa perspectiva, essa operação analítica tem o objetivo de desvendar, predizer e controlar as situações que desencadeiam a doença. Esse Estilo de Pensamento (Fleck, 1986) está tão enraizado na mente de cientistas e médicos que estabelece uma contradição entre dois aforismos. O primeiro da "entidade nosológica" sendo o sinônimo da doença e o segundo, que não existem "doenças e sim doentes". O Paradigma (Kuhn, 1991) da nosologia na medicina ocidental estabelece que a doença pode existir e existe na independência do sujeito.

Por outro lado, interpretações sobre a doença e o adoecimento na própria medicina hegemônica também tiveram influência do pensamento psicanalítico, quando se acredita que uma úlcera gástrica, por exemplo, possa ter a sua origem decorrentes de causas emocionais. Observa-se que, apesar da inserção da emoção como objeto de análise, mantém-se a o mecanismo causal, para o fenômeno do adoecimento, ao mesmo tempo que se verifica a entrada do ambiente interferindo no processo de adoecimento, a partir dos mecanismos de stresse orgânico Este Estilo de Pensamento foi denominado por Carillo Junior. de construtivista, conhecida como Medicina Psicossomática, como já descrito na parte teórica deste trabalho.

Carillo Junior afirma que a importância desta comparação entre diferentes causas da doença serve para evidenciar que a concepção de doença guia a terapêutica. Assim, o resultado de uma concepção falha ou incompleta de doença é uma terapêutica também falha e incompleta.

A partir desta observação, Carillo Junior. propõe um novo modelo para o entendimento da doença, que seja compatível com a terapêutica homeopática, que, segundo este autor é mais eficaz e mais abrangente que as terapias alopáticas e psicológicas. Estas últimas seriam mantidas num regime de complementaridade à Homeopatia.

Carillo Junior. constrói o seu modelo a partir de seus oito elementos. Parte da Estrutura, ou seja, do objeto, da materialidade da Força Vital. Esta seria o primeiro elemento, sendo a Estrutura o segundo. O exemplo do feto humano vem a calhar, pois é uma experiência universal. A estrutura é matéria e energia retirada do meio ambiente. Desta maneira, existe a retirada do alimento do organismo materno para a formação da estrutura fetal. Esta por sua vez é formada por várias estruturas: órgãos, vísceras, diferentes células. As próprias células têm muitas estruturas internas: núcleo, citoplasma, mitocôndrias, etc. Portanto, são estruturas dentro de estruturas, com Padrões de Organização próprios, semelhantes ao que encontramos no universo: sistemas dentro de galáxias; planetas dentro de sistemas; órgãos dentro de organismos; tecidos dentro de órgãos; células dentro de tecidos e assim por diante.

Para a formação da estrutura existe a necessidade de retirada de energia do ambiente. Carillo Junior denominou este processo de assimilação, processamento e eliminação da energia formadora da estrutura de Dissipação. Este é o terceiro elemento da Força Vital.

A Dissipação é um processo que envolve a localização dos substratos necessários para a manutenção e desenvolvimento da Estrutura, tanto do ponto de vista material quanto energético. Além da localização e atração, o substrato deve passar por uma barreira seletiva antes de ser introduzido no sistema. Esta barreira seletiva faz o processamento do que será assimilado, ou absorvido pelo sistema e o que será eliminado, dissipado. O dissipado deverá ser reconhecido por uma via de eliminação que, por fatores atrativos, o captará e transportará para fora do sistema.

Observamos na Dissipação, que, o sistema parece ter uma capacidade de autoconstruir e auto reconstruir a sua estrutura, através do assimilado e do dissipado pelo sistema. Carillo Junior chamou de Autopoiese essa capacidade de autoconstrução e reconstrução, dentro do Padrão de organização de cada órgão, tecido e célula.

A Autopoiese, o quarto elemento da Força Vital implica, portanto, numa capacidade de aprendizado incidida no sistema pela Força Vital, chamada por Carillo Junior de capacidade cognitiva ou Cognição, uma capacidade plástica, de transformação do sistema pelo aprendizado.

O autor aponta que em determinadas circunstâncias, o sistema somente sobreviverá se tiver a capacidade de avaliar novas possibilidades e produzir as devidas mudanças estruturais e em programas de ação para estar de acordo com elas. No exemplo de gêmeos idênticos que se tornam diferentes por conta da vida em ambientes díspares ou de sobreviventes de campos de concentração em estado de inanição, Carillo Junior mostra a Adaptação do sistema, a capacidade de sacrificar alguma parte pelo todo, sendo esse o quinto elemento da Força Vital.

Usando uma metáfora tecnológica, Carillo Junior apresenta o Padrão de Organização, o sexto elemento da Força Vital. Um software, que define a individualidade, o padrão que diferencia cada indivíduo. Embora não seja fixo, é o mais fixo de cada ser vivo. O Padrão de Organização é, portanto, herança e evolução, informação para criar individualidade dentro de um sistema que nos contém. É evidente que existem Padrões dentro de Padrões, assim como Estruturas dentro de Estruturas. Somos parte de padrões biológicos, sociais, familiares, profissionais, morais, estéticos, éticos, religiosos e ecológicos.

A Consciência é o sétimo elemento da Força Vital e do sistema, definida como a coordenação dos diferentes níveis de Padrões de Organização. É o elemento mais abstrato para o entendimento da Força Vital. Não está restrita à consciência biológica, mas sim, algo que sustenta e coordena as informações necessárias e suficientes para que os astros permaneçam em suas órbitas e o Sol nasça a cada dia. Assim sendo, a Consciência deve ser imanente a todos os movimentos realizados pelo sistema, assim como a todos os momentos que os precedem e sucedem, estou me referindo às suas propriedades atemporais, assim como às da sua participação nas decisões tomadas pelo sistema.

A Consciência, além de mutável, deve ser fonte de transmutabilidade. Alimentando-se das modificações provocadas pelas diferentes tomadas de decisões frente a infinitas possibilidades, a consciência assume formas diferentes e, portanto, constitui-se na base de novas tomadas de decisões que, por sua vez, resultam em novas adaptações.

A Consciência, ao se constituir em propriedade interior, transcende a individualidade, e enquanto coletiva alcança a intimidade. Nesse sentido, se por um lado o sistema biológico possui um foro íntimo de consciência, em que as decisões são tomadas com base no Padrão de Organização de cada indivíduo, por outro lado a fisiologia sistêmica demonstra claramente a influência de uma consciência transcendente responsável pelas modificações dos parâmetros de aferição em diferentes situações.

Por último, o oitavo elemento, a Auto Regulação é a própria Força Vital Hahnemaniana. Segundo Carillo Junior, este é o ponto nevrálgico do sistema. O autor se apoia nas teorias de Anokhin que estabelece o tecido nervoso como o coordenador do sistema. Carillo Junior afirma que a existência da Força Vital ou Auto Regulação amplia a "inteligência do organismo para além dos limites dos neurônios.

Carillo Junior termina o seu livro O Milagre da Imperfeição parafraseando Planck "a ciência não pode solucionar o mistério fundamental da natureza porque, em última análise, nós próprios fazemos parte dos mistérios que estamos tentando solucionar". No entanto, para o autor, se chegarmos ao "final da nossa vida" experimentando a sensação de termos, em nome da vida, apenas procurado com afinco pedrinhas mais redondas e conchinhas mais coloridas, como disse ter feito Newton, teremos certamente cumprido um dos mais elevados propósitos da nossa existência.

# 13. CONSIDERAÇÕES FINAIS.

O trabalho de Romeu Carillo Junior, especialmente abordado no Organon sistematizado e comentado e no livro: O Milagre da Imperfeição mostra a originalidade e a criatividade do seu pensamento. A construção do Modelo Sistêmico de Carillo Junior vem a contemplar o grande mistério que garante a legitimidade do Estilo de Pensamento e Paradigma Homeopáticos, ao mesmo tempo em que o subjuga às críticas a partir do Estilo de Pensamento e Paradigma mecanicistas da Medicina convencional alopática.

A coragem de apresentar uma elaboração sobre a Força Vital, vista nos oito elementos do Sistema Complexo de Carillo Junior, configura a Homeopatia de sua Escola dentro do Estilo de Pensamento Hahnemaniano, assim como o desenvolvimento e a evolução deste pensamento.

A manutenção do principal pilar do Pensamento Hahnemaniano, a Força Vital, como o elemento chave do Sistema Complexo de Carillo Junior, mostra a consistência interna do novo modelo, assim como consagra a sua origem histórica e filosófica.

Desta maneira, e de acordo com os referenciais teóricos de Estilo de Pensamento e Paradigma segundo Ludwig Fleck e Thomas Kuh, o Modelo Complexo de Carillo Junior não se apresenta como um Novo Estilo de Pensamento em relação ao Homeopático Clássico Hahnemaniano, porém oferece um sistema de informações, que garante inteligibilidade ao ponto nevrálgico das críticas sobre o Pensamento Homeopático, ao funcionamento dos Medicamentos Homeopáticos e a Matéria Médica Homeopática.

# 14 REFERÊNCIAS BIBLIOGRÁFICAS


ARAÚJO, E.C. Ciência & Saúde Coletiva,13 (Supl), 663-671, São Paulo: 2008.

ALVES, V.L.P & LIMA, D.D. Percepção e Enfrentamento do Psicossomático na Relação Médico-Paciente. *Psic.: Teor. e Pesq.* [online] vol.32, n.3. 20017.

BOERICKE, G. Princípios da Homeopatia para estudantes de medicina. Rio de Janeiro: Editorial Homeopática Brasileira, 1967.

BUNGE, M. Epistemologia: curso de atualização. São Paulo, USP, 1980.

CAMARGO JR., KR. Paradigmas, ciência e saber médicos. Série Estudos em Saúde Coletiva.1992; n° 6, 20 p.

CAMARGO JR., K.R. Racionalidades médicas: A medicina ocidental contemporânea. Série Estudos em Saúde Coletiva, Rio de Janeiro. IMS, 1993, n 65, p. 1-32.

CAMARGO JR., K.R. Sobre palheiros, agulhas, doutores e o conhecimento médico: o estilo de pensamento dos clínicos. *Cad. Saúde Pública*, vol.19, no.4, 2003. p.1163-1174.

CAPRARA, A., & Franco, A. L. S. Relação paciente-médico: Para uma humanização da prática médica. **Cadernos de Saúde Pública**, Vol.15, no 3. 1999, p. 647-654.

CAPRARA, A., & Rodrigues, J. A relação assimétrica médico-paciente: Repensando o vínculo terapêutico. **Ciência e Saúde Coletiva**, Vol. 9, no 1. 2004, p. 139-146.

CARILLO JUNIOR, R. Homeopatia, Medicina Interna e Terapêutica. Segunda Edição: HOMEOLIVROS.

CARILLO JUNIOR. R. O milagre da imperfeição: vida, saúde e doença numa visão sistêmica. São Paulo: Cultrix, 2008.

CASADORE, Marcos Mariani e PERES, Rodrigo Sanches. **A interface mente-corpo em Sándor Ferenczi: perspectiva histórica dos primórdios da Psicossomática Psicanalítica.** *Ágora (Rio J.)* [online]. 2017, vol.20, n.3, pp.656-665. ISSN 1809-4414.

CERCHIARI, E. A. Psicossomática um estudo histórico e epistemológico. **Psicologia Ciência e Profissão**, vol. 20, no 4, São Paulo, 2000, p. 64-79.

CHECCHINATO D. Homeopatia e psicanálise. Campinas: Papirus; 1999.

CORREÂ, A.D et al. **Rev Ass Med Brasil**, Vol. 43, no 4. Rio de Janeiro: 1997.

De MARCO, M. A face humana da medicina. São Paulo: Casa do Psicólogo, 2003.

FERNANDES, J. C. (1993). A quem interessa a relação médico paciente? **Cadernos de Saúde Pública,** Vol. 9, no 1. 2003, p. 21-27.

FLECK, L. La génesis y el desarrollo de um hecho científico. Madrid: Alianza Editorial; 1986.

FRANCELIN, M. M. Abordagens em epistemologia: Bachelard, Morin e a epistemologia da complexidade. *Transinformação*, vol.17, no.2, 2008. p.101-109.

GOOD, B. Medicine, rationality and experience. An anthropological perspective. Cambridge: Cambridge University Press, 1994.

GUEDES, C. R. A psicologia médica na Universidade do Estado do Rio de Janeiro: um estudo de caso. *Psicol. Soc.*, vol.15, no.1, 2003. p.161-181.

HOYOS, M. L., OCHOA, D. A., & LONDOÑO, C. R. Revisión crítica del concepto "psicosomático" a la luz del dualismo mente-cuerpo. **Pensamiento Psicológico**, Vol. 4, no 10. 2008, p. 137- 147.

JAPIASSU, H. Introdução ao Pensamento Epistemológico. Rio de Janeiro: Francisco Alves Editora, 1986.

JOLY, Pierre. A consulta Homeopática. Editora Organon. São Paulo: 2002.

JONAS, WB, KAPTCHUK, TJ, LINDLE K. A critical overview of homeopathy. **Ann Intern Med.** Vol. 138, 2003, p. 393-399.

KUHN, TS. A estrutura das revoluções científicas. 3ª ed. São Paulo: Editora Perspectiva S.A.; 1991

Lima, T.C.S & Mioto, R.C.T. Procedimentos metodológicos na construção do conhecimento científico: a pesquisa bibliográfica. *Rev. katálysis*, vol.10, no.spe, 2007. p.37-45.

LIPOWSKI, Z. J. (1986). Psychosomatic medicine: Past and present: Current state. **Canadian Journal of Psychiatry**, Vol. 31, no1, 1986, p. 2-7.

LOPES, C.R. Repensando os saberes: mudanças nos paradigmas epistemológicos e a formação de professores de língua estrangeira. *Rev. bras. linguist. apl.*, vol.13, no.3, 2013. p.941-962.

MELO FILH, J. Concepção psicossomática: Visão atual. São Paulo: Casa do Psicólogo, 2002.

MINAYO, M. C. *O desafio do conhecimento*. São Paulo/Rio de Janeiro: HUCITEC-ABRASCO, 1994

NOGUEIRA, M.I. As mudanças na educação médica brasileira em perspectiva: reflexões sobre a emergência de um novo estilo de pensamento. ***Rev. bras. educ. med.***, vol.33, no.2, 2009, p.262-270

ORGANON: Da Arte de Curar de Samuel Hahnemann. Versão para o Português, sistematizada e comentada. CEPAH- São Paulo.

PERESTRELLO, D. A medicina da pessoa. Rio de Janeiro: Atheneu, 1982.

ROSEMBAUM P. Homeopatia e vitalismo. São Paulo: Robe; 1996.

ROSEMBAUM P. A Homeopatia como medicina do sujeito: raízes históricas e fronteiras epistemológicas [dissertação]. São Paulo (SP): Faculdade de Medicina/ Universidade de São Paulo; 1999.

SANTOS, B. S. Introdução a uma ciência pós-moderna. Rio de Janeiro: Graal, 2000.

SANTOS, B. S.; MENESES, M. P. Introdução. In: ______ (Org.). *Epistemologias do Sul*. Coimbra: Almedina, 2009. p. 9-19.

TEIXEIRA, M.Z. **Rev Assoc Med Bras**, Vol. 53, no 6. São Paulo: 2007.

TEIXEIRA, M.Z. **REVISTA BRASILEIRA DE EDUCAÇÃO MÉDICA,** Vol. 31. no 1. São Paulo: 2007.

TEIXEIRA, Marcus Zulian. Homeopatia: prática médica humanística. *Rev. Assoc. Med. Bras.*vol.53, no.6. 2007. p.547-549.

TURATO, E. R. Tratado da metodologia da pesquisa clínico qualitativa. Petrópolis: Vozes, 2008.

UGARTE, O. N., & ACIOLY, M. A. (2014). O princípio da autonomia no Brasil: Discutir é preciso... **Revista do Colégio Brasileiro de Cirurgiões**, Vol.41, no 5. 2014, p. 274-277.

VITHOULKAS, G. A Homeopatia: origem e futuro de uma nova medicina. Rio de janeiro: Nova Fronteira, 1985

VOLICH, R. M. (orgs.). Psicossoma: psicossomática psicanalítica. São Paulo: Casa do Psicólogo, 1997.

VORLICH, R. M. Psicossomática: De Hipócrates à psicanálise. São Paulo: Casa do Psicólogo, 2005.

ZORZANELLI, R. Sobre os diagnósticos das doenças sem explicação médica. **Psicologia em Estudo**, Vol. 16, no 1, São Paulo, 2011, p.25-31.

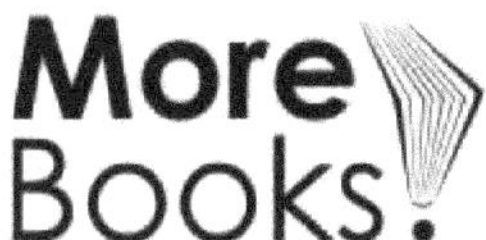


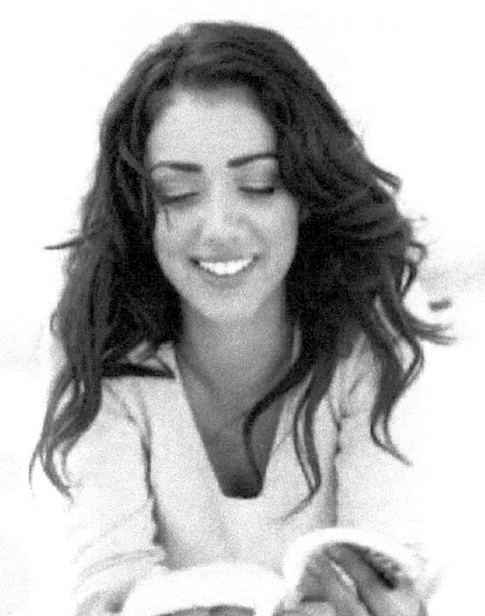

# I want morebooks!

Buy your books fast and straightforward online - at one of world's fastest growing online book stores! Environmentally sound due to Print-on-Demand technologies.

Buy your books online at
**www.morebooks.shop**

Compre os seus livros mais rápido e diretamente na internet, em uma das livrarias on-line com o maior crescimento no mundo! Produção que protege o meio ambiente através das tecnologias de impressão sob demanda.

Compre os seus livros on-line em
**www.morebooks.shop**

KS OmniScriptum Publishing
Brivibas gatve 197
LV-1039 Riga, Latvia
Telefax: +371 686 204 55

info@omniscriptum.com
www.omniscriptum.com

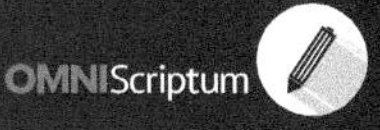

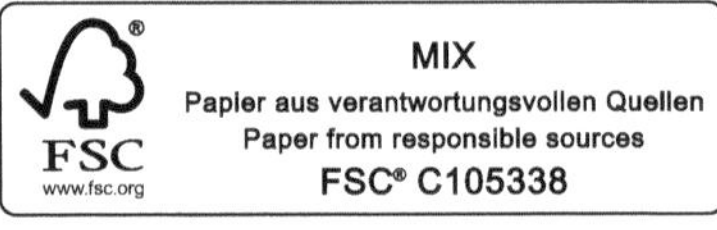

Printed by Books on Demand GmbH, Norderstedt / Germany